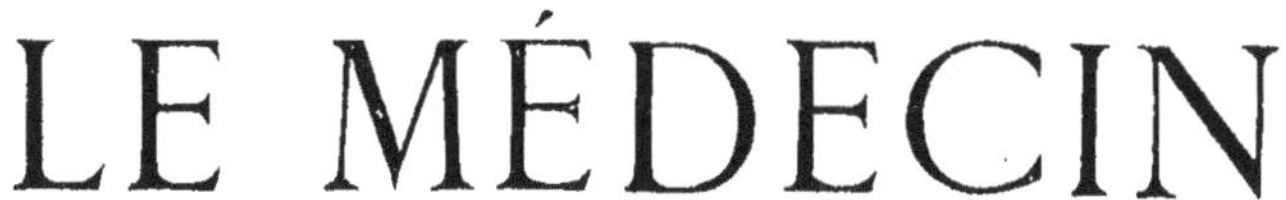

LE MÉDECIN

DANS LA SOCIÉTÉ ACTUELLE

GUIDE DE L'ÉTUDIANT ET DU PRATICIEN

PAR

LE DOCTEUR LÉON CASSINE

de Saint-Quent

SAINT-QUENTIN

LIBRAIRIE BAUDRY-BAUDRY, ÉDITEUR

82, Rue Saint-Jean

1896

DU MÊME AUTEUR :

Du sarcocèle syphilitique, Thèse de Paris, 1886.

Conférences à l'*Union des Femmes de France*, 1886.
id. id. 1889.

Le Conseiller de la jeune femme. (Mères et nourrices) ; un volume in-18 raisin de 204 pages, cartonné, publié à la *Société d'éditions scientifiques*, 2e édition, Paris, 1894.

Faits cliniques, dans les Bulletins annuels de la Société de médecine de l'Aisne, 1887-1891.

Nombreux articles de **Clinique thérapeutique infantile**, dans le *Nord médical*, de Lille, années 1895-1896.

EN PRÉPARATION :

La Pratique journalière, Manuel de poche de Thérapeutique raisonnée, médico-chirurgicale.

LE MÉDECIN

DANS LA SOCIÉTÉ ACTUELLE

LE MÉDECIN

DANS LA SOCIÉTÉ ACTUELLE

GUIDE DE L'ÉTUDIANT ET DU PRATICIEN

PAR

LE DOCTEUR LÉON CASSINE

de Saint-Quentin

SAINT-QUENTIN

LIBRAIRIE BAUDRY-BAUDRY, EDITEUR

82, Rue Saint-Jean

1896

DU MÊME AUTEUR :

Du sarcocèle syphilitique, Thèse de Paris, 1886.

Conférences à l'*Union des Femmes de France*, 1886.
id. id. 1889.

Le Conseiller de la jeune femme. (Mères et nourrices) ; un volume in-18 raisin de 204 pages, cartonné, publié à la *Société d'éditions scientifiques*, 2e édition, Paris, 1894.

Faits cliniques, dans les Bulletins annuels de la Société de médecine de l'Aisne, 1887-1891.

Nombreux articles de **Clinique thérapeutique infantile**, dans le *Nord médical*, de Lille, années 1895-1896.

EN PRÉPARATION :

La Pratique journalière, Manuel de poche de Thérapeutique raisonnée, médico-chirurgicale.

PRÉFACE

Dans une des dernières pages qu'il ait signées, Maxime Du Camp a dit : « Nul « n'est forcé d'écrire. Celui qui librement « saisit l'outil sacré peut être abusé par « les suggestions de son erreur, mais il « obéit à ce qu'il prend pour une vocation ; « il fait ce qu'il aime à faire et sous ce « rapport, il est heureux ».

Rédiger mes impressions, exprimer mes sentiments a toujours été pour moi un plaisir et un repos de l'esprit. Après des journées entières passées au chevet des malades, après les courses incessantes de la clientèle, c'est dans ma bibliothèque, à la lueur de ma lampe familière que je trouve le calme et la quiétude. C'est en mes livres que je trouve des amis fidèles avec qui j'aime à veiller. La meilleure manière de se reposer d'un travail c'est de se livrer à un autre labeur. Voilà pourquoi, sans prétention et sans pédantisme, simplement et pour le bonheur d'écrire, je publie ces réflexions sur notre belle profession médicale. Mes confrères trouveront-ils à leur lecture quelque agrément, y reconnaîtront-ils l'expression de la vérité ? je ne sais. Ces pages quoiqu'il en soit, ont été vécues et ne s'adressent qu'aux étudiants en médecine et aux praticiens.

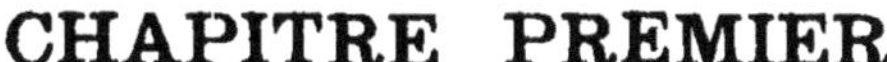

CHAPITRE PREMIER

CHAPITRE PREMIER

Qualités que doit avoir le médecin. — Ses devoirs envers les malades.

I. — QUALITÉS PHYSIQUES

Il est désirable que le médecin soit sain et bien portant. Il ne peut exercer sa profession fatigante d'une façon régulière qu'à cette condition. On ne demande plus au médecin, comme Hippocrate, d'être beau, vigoureux, doux, chaste et familier avec les sciences sacrées, de s'habiller en blanc et d'avoir les cheveux courts. Ces qualités esthétiques ne sont plus indispensables heureusement et pourtant une bonne mine, une excellente santé et un physique agréable sont des qualités qui font naître au premier abord une bonne impression. Au point de vue physique, on est ce qu'on peut, non ce qu'on doit, et si la nature ne nous a pas gratifiés de la beauté, d'un aspect robuste et d'une belle prestance, il est toujours possible de remédier à nos imperfections par un cachet de bonne tenue et de simplicité dans la mise.

Notre noble profession ne comporte aucune souillure et exige de ses membres la plus grande propreté physique et morale. Le médecin doit se tenir toujours très propre, aseptique; avoir le visage, la barbe, les mains et les ongles extrêmement soignés, le linge très blanc, les vêtements d'une coupe sinon élégante, du moins sérieuse et toujours privés de taches. Il s'efforce de ne répandre autour de lui aucune odeur: le tabac, le camphre, l'acide phénique, l'iodoforme, les parfums même produisent des exhalaisons anodines pour les gens bien portants, mais qui impressionnent d'une façon désagréable les malades dont les sens sont d'une sensibilité anormale et morbide.

La jeunesse du médecin est un défaut

aux yeux de certaines personnes. Je connais des gens qui n'ont confiance qu'en des praticiens à cheveux blancs. Le jeune docteur tâchera d'atténuer cette impression par sa mise sérieuse, son maintien pondéré.

La vieillesse est un défaut plus irréparable qu'on reproche quelquefois aussi aux praticiens qui ont dépassé la soixantaine. Il serait à souhaiter qu'à cet âge, tout médecin fut suffisamment renté et raisonnable pour goûter un repos bien mérité, *otium cum dignitate*, et ne conserver comme clients que ses amis, laissant aux jeunes, aux débutants les corvées professionnelles. Le vieux docteur s'éviterait ainsi l'impression pénible qu'il éprouve en voyant ses clients le quitter peu à peu, ne le jugeant plus assez alerte et apte à se rendre à leur appel empressé.

II. — QUALITÉS MORALES

Le bon médecin est intelligent, instruit et a le coup d'œil sûr qui lui permet de faire un diagnostic précis. Sans intelligence, il est impossible d'exercer une profession où il faut avoir l'habitude du calcul synthétique, fruit d'une culture spéciale et de la contention d'esprit qui, par une sorte d'automatisme cérébral, vous fait voir immédiatement tous les éléments d'un problème pathologique, tout ce qu'il peut y avoir de réel, de probable, d'éventuel et de possible dans un phénomène ou dans un acte morbides. La sûreté dans le diagnostic est la première qualité que doit avoir un clinicien habile. La science qui a pour objet la distinction des maladies tient le premier rang entre toutes les parties de notre art et en est la plus utile et la plus difficile. Tout en thérapeutique est hésitant, mal dirigé, incohérent si on ne commence pas par établir la médication sur une base solide qui est la connaissance exacte de la maladie qu'on a à soigner. A diagnostic obscur et incertain, thérapeutique hésitante et même dangereuse. Le talent d'observation qui permet de voir et de bien voir, la rectitude du jugement qui donne l'appréciation exacte de ce qui a été constaté sont donc des qualités indispensables que doit posséder celui qui exerce notre profession.

Le Médecin doit, non seulement avoir fait

de bonnes études, mais continuer à s'instruire pendant toute sa vie. Il ne cesse d'être élève que pour devenir et rester étudiant. Il aime sa bibliothèque, relit ses livres, en achète de nouveaux, les résume et les annote. Il rédige ses observations personnelles et se tient au courant de la science qui, avec son perpétuel mouvement, ne saurait être négligée quelques mois sans exposer l'oublieux à de grandes déceptions, à de graves mécomptes. Une fois entré dans la vie professionnelle, le médecin ne peut plus comme jadis se contenter de pratiquer la médecine avec l'unique fonds qu'il a appris auprès de ses maîtres ; il doit, sous peine de se voir évincer par un confrère plus instruit des choses nouvelles, avoir une connaissance complète de tout ce qui se fait ou se dit dans le monde scientifique. Le mouvement universel de révision de la thérapeutique, à la lumière de la physiologie contemporaine et de la pathologie microbienne, est venu battre en brèche bien des idées classiques. Le médecin qui, ayant fini ses études il y a vingt ans, reviendrait dans les hôpitaux de Paris, sans s'être tenu au courant des progrès réalisés, serait complètement désorienté dans ses idées sur le traitement des maladies. Du commencement à la fin de notre carrière il est nécessaire de passer une partie de notre temps à notre table de travail.

*
* *

Nous devons rester chez nous, nous plaire dans notre cabinet; être sobres, ne pas aller au Cercle ni au Café ; nous préserver avant tout de passer pour joueurs, buveurs ou débauchés; ne pas vivre trop en dehors, ne pas nous faire connaître autrement que comme médecins. Soyons prompts nuit et jour à répondre à l'appel du malade : l'exactitude est une des conditions indispensables à la régularité d'un traitement. Se lever la nuit est un devoir pour tout médecin lorsqu'un danger peut être conjuré par sa présence.

Tâchons d'être d'un abord facile, affables avec tout le monde, polis sans obséquiosité. D'une simplicité sans abandon, sachons garder notre distance : trop de familiarité engendre le mépris. Appelés dans les familles comme les dispensateurs de la santé; attendus par les malades avec anxiété souvent, avec émotion toujours, nous devons nous présenter avec un visage avenant, plutôt gai que triste. L'effet d'une figure souriante sur le patient inquiet est incalculable : notre sérénité rassure tandis que notre air soucieux inquiète. Quoique « *perpetue ad tristia curvus* » il est bon d'être aimable et gai : la joie est le soutien de la santé et le contre-poison de la maladie.

Il est souhaitable que le médecin possède une certaine fortune qui lui permette de conserver son indépendance et de ne pas attendre après les honoraires dus par ses clients. Il ne doit pas néanmoins être trop bien renté, car celui qui est dans l'opulence et a obtenu la réalisation de ses désirs par un riche mariage est en général un homme perdu pour le travail. L'adversité au contraire est une bonne école. Souvent une douleur inattendue, un malheur injuste donne à l'homme une énergie et une persévérance qu'il n'eût peut-être jamais trouvées dans le bonheur. Tel est devenu un homme supérieur après avoir souffert qui n'eut été qu'un homme vulgaire s'il eût été toujours heureux. C'est aux heures de tristesse et de dépit que les grands écrivains ont trouvé leurs plus beaux accents. Retirez les ennuis et les chagrins de la vie à Molière, les douleurs du cœur à Musset, les indignations à Victor Hugo et vous perdez le *Misanthrope* les *Nuits* et les *Châtiments*. Quoiqu'il en soit, le médecin n'aime pas l'argent et est désintéressé ; il ne perd jamais de vue l'amour de sa profession, le soulagement de la pauvre humanité, le culte de la science pour elle-même ; il est capable de s'élever au-dessus de l'égoïsme, de s'oublier lui-même et de se dévouer pour les autres. Dans l'exercice de son art, il ne voit que l'homme et ne fait aucune différence entre les pauvres et les riches, les grands et les petits. Celui qui souffre le plus, qui court le plus de danger doit l'emporter sur les autres, quelle que soit sa condition. Le vrai nom du dévouement, c'est le désintéressement, a dit Victor Hugo.

Les mœurs médicales seront toujours excellentes. Rien n'est plus habile et plus utile qu'une conduite irréprochable. Garder le respect de soi-même est le meilleur moyen de l'imposer aux autres. Il est difficile aux clients de laisser approcher leurs femmes ou leurs filles par ceux qui rompent ouvertement avec les convenances. Appelé à être admis auprès des jeunes femmes aux heures les plus intimes, à s'enquérir des secrets les plus délicats, le médecin doit être plus que correct et se contenter d'aimer la sage, l'honnête et souvent la jolie mère de ses enfants.

Les docteurs cultivent les bonnes manières, sont honnêtes, francs, loyaux, délicats, bienveillants, consciencieux. Ils maintiennent toujours en eux la dignité de l'art, ne l'exploitent pas comme un métier ou comme un moyen d'arriver à la fortune et à la renommée. La science sans conscience, a dit Gœthe, est la mort de l'âme. La bienveillance donne plus d'amis que la richesse et le savoir. La fortune, la hauteur de l'intelligence peuvent provoquer l'admiration, elles ne forçent jamais l'amitié. On a beau être instruit, on est imparfait si les dons les plus heureux de l'intelligence ne sont pas accompagnés des qualités du cœur, de cette bonté, de cette indulgence qui sait accueillir et réconforter.

Le médecin doit être doux, calme, patient, tolérant. Témoin de toutes les faiblesses humaines, ayant toujours affaire à des malades dont le raisonnement est faussé par

1.

leur état pathologique, dont les idées sont troublées par la crainte et la souffrance; ayant à s'entendre et à s'expliquer avec un entourage souvent affolé, il doit écouter avec calme et résignation les raisonnements les plus bizarres, les déductions les plus fausses, les réflexions les plus saugrenues, les absurdités les plus grandes. Il doit les réfuter avec sang-froid, les combattre avec douceur : il ne suffit pas d'être logique en ce monde, il faut savoir vivre avec ceux qui ne le sont pas.

Le médecin est discret et ne dévoile jamais ce qu'on lui a confié. Sous aucun prétexte, il ne publie les confidences qui lui ont été faites pendant l'exercice de sa profession. Dépositaire des secrets les plus cachés, il tient entre ses mains l'honneur et le bonheur non seulement des individus, mais des familles, et ce serait pour lui le dernier degré de la bassesse que de révéler ce qui lui a été confié, ou d'en abuser par calcul. Sa discrétion est pour lui un devoir, une nécessité absolue d'intérêt social. Admis dans l'intimité des familles, ses yeux ne verront pas ce qui s'y passe, sa langue taira les secrets qui lui sont confiés ou qu'il a surpris.

C'est pour le médecin plus que pour tout autre que l'axiome de Fontenelle est vrai : « La sagesse consiste plus souvent à se taire qu'à parler. Il est toujours temps de penser mais il ne l'est pas toujours de dire ce que l'on pense ». Le médecin ne doit pas être bavard ; il ne pense pas tout haut, cela éloigne la confiance. Il est prudent dans les opinions qu'il exprime ; s'il parle peu, il a moins à se dédire. Il s'entretient le moins possible de ses malades, répond brièvement aux questions qu'on lui adresse sur leur compte et surtout se garde bien d'entrer dans aucun détail en ce qui concerne leur intérieur domestique. Toujours rassurant auprès du malade, il évite par une parole imprudente de donner à la famille des regrets ou des remords en disant, par exemple : « Vous m'avez fait appeler trop tard... Oh ! si vous m'aviez fait venir plus tôt, etc... » propos à la fois dangereux et malveillants qui n'appartiennent qu'à un ignorant ou à un charlatan. Si le malade vient en effet à mourir, ce sont des remords pour la famille; si un autre a été appelé auparavant, c'est pour lui un blâme public qui compromet sa réputation.

Un docteur sérieux est modeste et ne se glorifie pas de ses succès. Certes les gens qui parlent haut en trouvent toujours d'autres qui les écoutent et qui les croient; il n'est pas bon d'être modeste devant un homme peu clairvoyant et certains médecins doivent une partie de leurs succès à leur vantardise et à l'aplomb avec lequel ils soutiennent leur opinion, fût-elle fausse ou erronée. Rien n'est plus déplaisant cependant qu'un médecin hâbleur; la prétention n'est que la fausse monnaie du mérite et s'il est vrai qu'il ne faut pas douter de soi lorsqu'on est dans la vérité, on ne saurait par contre trop éviter de se vanter et surtout de tomber dans le charlatanisme.

On s'aperçoit vite en pratiquant notre art, que le vulgaire veut être trompé et que la masse court à l'absurde. La foule est toujours prête à écouter un boniment et à suivre un panache. *Vulgus vult decipi...* Cette remarque faite par Horace n'a pas cessé d'être vraie ; elle est seulement incomplète. Il n'y a pas que le cerveau du peuple qui soit un terrain merveilleusement préparé pour l'erreur, il n'y a pas que le vulgaire qui aime à se leurrer d'illusions et de chimères ; les autres aussi. La seule différence, c est qu'il leur faut des fétiches qui soient faits d'un autre bois que ceux de la populace : au lieu des rebouteurs, ils ont les hâbleurs et les homœopathes. La vie et la santé étant les plus précieux des biens, il est naturel que lorsqu'on les croit compromis et que la science officielle ne peut les sauver, on se confie à ceux qui prétendentêtre plus savants que la science et plus forts que les règles impuissantes. La pauvre humanité malade, affamée d'illusion, éperdue et meurtrie, se croyant abandonnée des médecins de l'âme et du corps, retourne en arrière et demande sa guérison à celui qui lui promet, faisant briller devant ses yeux une lueur d'espérance. Partout aux yeux populaires les choses les plus simples prennent une apparence de merveilleux sans laquelle elles seraient souvent rejetées avec dédain. Aussi la race des charlatans est-elle immortelle ! Les rebouteurs existent dans tous les pays ; les bateleurs, les cabotins de la médecine circulent librement dans les villes et les campagnes et trouvent toujours des fidèles qui les écoutent. Cela a été de tout temps : l'esprit humain a une tendance à croire au surnaturel. Heureusement il y a une justice immanente des choses et les médicastres finissent par être plus ou moins dupes d'eux-mêmes : on ne jette pas de la poudre aux yeux des autres sans en recevoir un peu dans les siens. Après un engouement passager, la masse intelligente va de préférence vers les médecins instruits et honnêtes.

Le praticien est courageux, intrépide, dévoué ; il ne craint pas d'exposer sa vie en soignant les personnes atteintes de maladies contagieuses. Un des plus nobles sujets d'orgueil de notre profession, c'est le courage avec lequel nous bravons froidement la contagion, la mort. Nous honorons la mémoire d'un grand nombre des nôtres, morts humblement au champ d'honneur. Nous garderons toujours le pieux souvenir — pour n'en citer que quelques-uns — de Valleix, atteint à la bouche par un peu de salive, lancé dans un effort de toux de son malade diphtérique et mourant deux jours après d'une diphtérie maligne. Une autre victime du devoir, Herpin, reçoit sur la narine gauche un fragment de fausse membrane, est pris consécutivement de coryza, d'angine, de paralysie diphtériques et meurt. Aramgo se pique à l'index gauche en faisant une trachéotomie et succombe à une angine diphtérique. Bien d'autres sont morts de diphtérie, du choléra, de la fièvre typhoïde et autres affections contractées au chevet des malades. Ce qui fait l'éminente dignité de notre profession c'est que tout : poursuite du savoir, recherches les plus pénibles, sacrifice incessant de soi, risque perpétuel de la santé et de la vie, tout est ennobli, sanctifié, idéalisé par un but final, cette perspective désintéressée et sublime d'être utile.

Aussi les qualités que possède le médecin lui font occuper dans l'estime publique un rang élevé dont il se montre digne par sa science et sa loyauté. Tour à tour adorés dans l'antiquité en qualité de dieux, révérés comme prêtres, invoqués et craints comme thaumaturges, les médecins sont maintenant considérés comme des savants. La société leur confie le soin de préserver la maison, la ville, la nation de l'atteinte des influences morbides et épidémiques. Elle les fait entrer dans les congrès internationaux réservés précédemment aux chefs de l'État et à leurs conseillers politiques. Avec la médecine légale, le pathologiste pénètre dans la conscience publique, dans ce qu'elle a de plus délicat, l'application équitable de la loi ; il est devenu l'instrument indispensable de la justice. Cet hommage rendu à la médecine est un signe des temps : c'est la vision distincte de la prépondérance de la science dans l'avenir. C'est par l'influence médicale qu'une part des vérités scientifiques et morales pénétrera de plus en plus dans la conscience humaine. Le médecin d'à présent s'est placé tout en haut de notre échelle sociale en un rang qu'il mérite parce qu'il est un éducateur et l'un des dirigeants actifs de notre civilisation. La médecine n'est pas une carrière banale, un métier, c'est un art, une vocation, un sacerdoce.

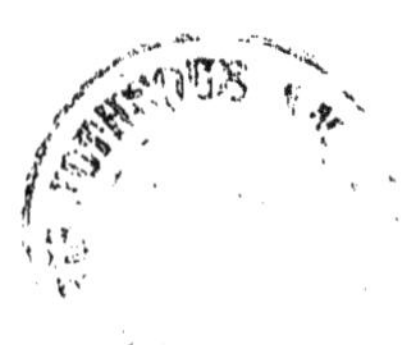

CHAPITRE DEUXIÈME

CHAPITRE DEUXIÈME

Devoirs du malade envers son docteur. — Leurs relations.

Nous venons de voir les qualités, je dirai presque les vertus que doit avoir le médecin, voyons ce que les malades, les clients lui rendent en échange de sa politesse et de sa loyauté, de ses manières affables et de sa science, de son abnégation et de son dévouement.

Autrefois le médecin, choisi avec discernement, devenait par le fait même de cette sélection, l'ami de la maison, le confident de toutes les douleurs. Les familles s'attachaient à leur docteur ; elles considéraient comme un devoir envers lui et une sécurité pour elles-mêmes de ne point le changer. Un médecin mettait une enfant au monde, la soignait pendant son enfance et son adolescence, assistait à son mariage, l'aidait dans ses accouchements et, pour peu que son existence se prolongeât, avait la satisfaction de la voir grand'mère. Maintenant on a une tendance à réclamer le médicament, le savoir et non l'affection du docteur et les relations entre médecins et clients sont devenues souvent fortuites, précipitées, indifférentes.

Il y a certes encore des clients reconnaissants qui s'attachent à leur docteur, l'aiment et le vénèrent, mais la majorité, tout en estimant le médecin comme il le mérite, est devenue changeante. Les clients qui restent fidèles le sont parce que tel est leur caractère de ne pas aimer le changement qui les dérange ; mais vous en voyez à qui vous avez témoigné l'affection la plus grande, rendu les services les plus signalés qui vous quittent sans vergogne. On a un médecin depuis dix ans et plus, on n'a jamais eu à se plaindre de ses soins, de son exactitude, de la précision de son diagnostic, de sa bienséance. Arrive une parente, une amie qui vient porter aux nues les capacités d'un jeune docteur, d'un débutant ou de son médecin habituel et vite, à la première occasion, à la première absence, au premier retard, on demande le médecin recommandé et vanté et on fait à son docteur, au médecin de la famille, l'insigne affront de ne pas daigner l'attendre quelques heures.

Heureuses les maisons où il n'en est pas ainsi, car la confiance appelle le dévouement et le médecin est d'autant plus disposé à se donner tout entier, à courir des dangers personnels qu'il est soutenu par l'estime et la reconnaissance de l'entourage de son client.

Rien n'est d'ailleurs plus préjudiciable aux malades que de changer le médecin qui les a suivis pendant quelques années, connaissant ainsi leur hérédité, leur idiosyncrasie, leurs diathèses. Chacun a son individualité au point de vue de la santé, comme il a sa physionomie propre et c'est là une des grandes difficultés de la profession médicale. Elle a certainement ses principes, ses lois générales, mais dans la pratique, elle n'a jamais à traiter deux cas semblables. Chaque malade exige une étude, une observation attentive et l'histoire de son passé est la base la plus solide où nous pouvons asseoir notre jugement. Or, qui peut connaître mieux cette histoire que le médecin de la famille qui connaît ces prédispositions morbides et son hérédité pathologique ?...

Parmi les personnes qui changent de médecin facilement se placent au premier rang les mauvais payeurs. Le poëte Euricus Cordus traçait ce portrait du médecin de son époque :

Tres medicus facies habet : unam quando rogatur,
Angelicam. Mox est cum juvat ipse *deus*.
Post ubi curato poscit sua præmia morbo,
Horridus apparet terribilisque *Satan*.

« Le médecin se présente sous trois aspects. Quand on a besoin de lui, on lui trouve le visage d'un ange ; quand il réussit à vous guérir le visage d'un dieu. Mais s'il vient, après sa cure, demander le prix de ses soins, on lui trouve le visage satanique. »

Ces vers écrits en 1535 sont encore d'une vivante actualité. Le public veut bien être guéri, mais il ne veut pas payer. Un humoriste a dit : « Le médecin a une profession dite libérale sans doute parce qu'il est obligé de faire des libéralités à beaucoup de monde ».

Les gens bien élevés qui ont de l'éducation et du savoir-vivre paient les honoraires de leur docteur aussitôt l'arrivée de sa note. Ils lui rendent ensuite une visite de remerciement et, si la maladie a été longue et dangereuse, lui font un cadeau qui rappelle à tous les angoisses partagées.

Mais ces clients d'élite sont l'exception : on ne paie rien avec autant de peine que son médecin et c'est vraiment avec une désinvolture excessive que certaines gens oublient « d'honorer » leur docteur. Il ne s'agit pas ici des pauvres ni des indigents en haillons ou en habit noir ; ceux-là nous n'en parlons même pas, car notre profession est celle où l'on sait le mieux faire la charité d'une façon discrète et utile. Nous faisons allusion plutôt aux familles riches, même scrupuleuses, qui se laissent aller avec la plus grande facilité à des omissions inexplicables et retardent le plus possible l'expression de leur reconnaissance.

Les mauvais payeurs, race prolifique, changent donc de docteur chaque année, presque à chaque maladie. Ils vous quittent, vont à un autre qu'ils ne paient pas davantage et font ainsi le tour des médecins de leur ville, affirmant chaque fois qu'ils ont quitté l'autre parce qu'il était négligent, et ne perdant jamais l'occasion de le calomnier et de lui faire du tort. Il ne s'agit pas ici de l'ingratitude, pur oubli, simple défaut de mémoire, mais de l'ingratitude raisonnée, voulue, préméditée contre laquelle nous sommes malheureusement impuissants. Un commerçant, un industriel peuvent poursuivre en diffamation ceux qui les calomnient et font publier des accusations sur leur honorabilité professionnelle, tandis que nous, qui ne pouvons prouver d'une façon palpable et certaine, la sûreté de notre diagnostic et la bonté irréprochable de nos soins, nous sommes absolument désarmés et incapables de prouver à nos détracteurs l'infamie de leurs insinuations et de leurs reproches immérités. Qu'un individu taré, qu'un aventurier quelconque fasse courir le bruit le plus absurde sur la réputation d'un médecin qui débute, il y aura toujours des imbéciles pour y croire et des misérables pour le colporter. Souvent, dit Tacite, la crédulité adopte les bruits les plus vagues, tandis que la défiance rejette les faits les mieux prouvés.

Les malades qui aiment encore à changer de médecins sont les hypocondriaques, les malades imaginaires, les hystériques, les déséquilibrés du ventre ou du cerveau. Aucun reproche à leur adresser : ils sont irresponsables et bien souvent le médecin est heureux de les voir s'adresser ailleurs, tant leur cure est pénible et fastidieuse.

Après cette constatation exacte, mais lamentable, de l'ingratitude et de l'inconstance humaines envers le médecin, hâtons-nous de dire qu'il y a des exceptions à la règle. Il y a encore des gens honnêtes, polis, pleins de délicatesse qui savent apprécier la loyauté et le dévouement de leur médecin, qui s'attachent à lui, le considèrent comme un ami de tous les instants et qui sont toujours prêts à le défendre. Ceux-là nous consolent de l'ingratitude des autres. Leurs marques d'affection et de sympathie versent dans notre cœur endolori un baume bienfaisant qui relève notre courage et nous rend l'énergie nécessaire pour courir à de nouvelles luttes, pour tenter de nouveaux efforts. Et puis, il ne faut rien prendre au tragique. La vie, voyez-vous, ça n'est jamais si bon ni si mauvais qu'on croit, a dit Guy de Maupassant. Aussi, sans pessimisme et sans amertume, au lieu de terminer ce chapitre d'une façon mélancolique — ce serait si facile — traçons d'une façon humoristique la silhouette de quelques clients que nous rencontrons tous les jours.

On souhaiterait pour cette besogne le génie de La Bruyère ou tout au moins le talent primesautier et philosophique de Gyp avec le crayon de Forain. N'ayant le bonheur de disposer ni de l'un ni de l'autre, hâtons-nous simplement d'esquisser au hasard de la plume ces types bizarres dont il faut, comme Figaro, se hâter de rire pour ne pas être obligé d'en pleurer.

Le nerveux, l'homme expéditif, abonné au téléphone, prétend que tout médecin doit être relié au réseau et ne passe pas de jour sans éprouver le besoin de lui demander un *petit* renseignement... sans le déranger. Des sonneries répétées se font entendre, surtout pendant les repas, heures auxquelles on sait que le docteur est chez lui. On ne le dérange pas puisqu'il se repose un instant, réparant ses forces et prenant un quart d'heure de répit pour sa digestion. Ecoutons les dialogues saccadés dans l'appareil de Graham Bell.

« Docteur, ma purgation n'a pas encore produit d'effet ; que dois-je faire ?... »

Ou bien :

« Je ne me rappelle plus si c'est avant ou après le « repas, que je dois prendre mon élixir ».

Ou bien encore :

« Ma potion me paraît trouble : le pharmacien ne « s'est-il pas trompé ? » etc., etc.

Une chose contrarie le téléphomane : les bureaux ferment à neuf heures du soir. Il ne se console pas de ne pouvoir téléphoner la nuit et fulmine contre l'administration.

L'homme pressé vient chez vous à l'heure de vos consultations ; refuse d'entrer dans votre salle d'attente ou votre salon et d'y prendre son tour. Il s'obstine à rester dans le vestibule où il gêne le service et importune tout le monde.

Le crampon arrête dans la rue votre voiture. Il a toujours quelque chose à vous dire, ne serait-ce que pour vous parler des dents de son petit dernier ou vous donner des nouvelles de sa belle-mère.

*
* *

Le malade imaginaire est bien difficile à contenter. Il veut, avant tout, être guéri de la peur de la mort et il se fâche lorsqu'on lui dit : « Vous n'avez rien ».

*
* *

L'hypocondriaque voit tout en noir et fréquente les antichambres de tous les médecins dont aucun ne parvient à le rassurer.

*
* *

Le névropathe demande la guérison mais ne veut rien faire pour l'obtenir.

*
* *

Le maniaque est toujours occupé à prendre ou à rendre un lavement quand on se présente pour le voir. Il tire des petits papiers de toutes ses poches, vous en fait la lecture et complète son énumération en vous priant d'examiner ses déjections.

*
* *

L'entêté refuse de se laisser appliquer des ventouses ou un sinapisme pendant votre visite et vous fait chercher en toute hâte, quand vous êtes rentré chez vous, parce qu'il vient de se décider.

*
* *

L'égoïste est malade depuis trois jours, mais ce n'est qu'à onze heures du soir qu'il commence à s'inquiéter et à réclamer le docteur. Ne dormant pas, il pense que les autres ne doivent pas avoir besoin de sommeil.

*
* *

L'amateur va consulter plusieurs médecins en dehors les uns des autres. Il prétend que les docteurs ne sont jamais d'accord parce qu'il ne sait pas reconnaître la similitude des ordonnances sous des formes différentes. Il choisit ensuite pour la suivre la consultation qui lui plaît le mieux.

*
* *

Le pusillanime demande qu'on l'endorme pour l'extraction d'une dent ou l'ouverture d'un abcès et préfère perdre un doigt que de se laisser inciser un panaris.

*
* *

Le hâbleur déclare vouloir être vite guéri. Il réclame les hautes doses, les moyens énergiques, affirme ne pas redouter la douleur opératoire. Si vous êtes amené à lui faire une piqûre ou une application de pointes de feu, vous êtes étonné de la pusillanimité qui répond à sa vantardise.

L'esprit fort blâme la science et les doctrines médicales, mais il préconise les absurdités, les recettes les plus saugrenues, les remèdes les plus puérils. Il accepte sans contrôle les légendes pseudo-scientifiques les plus grotesques.

Le faux sceptique affecte de ne pas croire à la médecine; il se moque des médecins. Bien portant, il se figure qu'il n'en aura jamais besoin; malade, il enrage de ne pas guérir assez vite au gré de ses désirs et sans songer qu'il est cloué sur son lit plus souvent par ses excès ou ses imprudences, que par le fait d'un malheureux hasard. Il accuse le médecin dont la seule présence, malgré ses épigrammes d'antan, devrait éloigner la maladie.

Le grincheux déclare qu'on aurait le temps de mourir en vous attendant. Il vous reproche de ne pas le guérir aussi vite que tel de ses amis qui pourtant prend moins de précautions que lui.

*
* *

Le railleur amer dit, en vous jetant un regard plein de dédain : « La chirurgie fait « des progrès ; la médecine aucun... Comme « vous êtes impuissants... Que de choses il « vous reste à apprendre ».

*
* *

L'encyclopédique a toujours un remède infaillible à proposer aux autres. Il possède la formule d'infusions héroïques. Il connaît toujours quelqu'un affecté de la même maladie que son interlocuteur et qu'il a guéri par telle méthode radicale.

*
* *

Le client qui tient à être renseigné, est abonné à un journal pseudo-scientifique dont il ne comprend pas le premier mot et dont la lecture hebdomadaire le laisse rêveur. Il accable son médecin de questions saugrenues, lui soutient que le salicylate de soude rend fou, la quinine délabre, que le vin de quinquina est le nec plus ultra des toniques. Il croit à la bienfaisance de l'emplâtre de Thapsia, à l'effet énorme du vésicatoire et vous sauterait à la gorge, si vous prétendiez que lorsqu'on a la fièvre, il n'est pas utile de boire bouillant et d'être chaudement couvert.

*
* *

Le raseur ne répond jamais à vos questions précises; ouvre des parenthèses à chaque phrase de son récit; vous raconte l'histoire de ses ancêtres avant d'arriver à l'exposé de sa maladie actuelle.

*
* *

L'amnésique vous fait expliquer quatre fois votre ordonnance et, au moment où vous le quittez, vous répète vos prescriptions tout à l'envers. Deux heures plus tard, il envoie chez vous : il a égaré l'ordonnance et vous prie d'en faire un duplicata et de l'excuser, car... il a perdu la mémoire.

*
* *

Le campagnard s'étonne de ce que vous ne le reconnaissiez pas : il s'est présenté une fois dans votre cabinet pour une consultation, il y a deux ans!... Avant de rédiger votre ordonnance, vous lui en expliquez verbalement les détails ; il vous interrompt, en disant : « En payant dix sous de plus, pour-
« riez-vous me l'écrire sur un morceau de
« papier ?... »

*
* *

L'imbécile trouve que la médecine fait des progrès parce qu'autrefois il devait présenter à son docteur une plume et du papier pour la rédaction de l'ordonnance, tandis que son médecin actuel est muni d'un crayon et d'un bloc-notes et ne le force plus à penser à son encrier.

*
* *

La pimbêche se soigne elle-même, ne croit qu'au camphre, à l'éther et à l'homœopathie.

*
* *

La petite futée, vous égaie de ses reparties.

— « Quel âge as-tu, ma mignonne? »

— « Pour vous, j'ai sept ans, Docteur; mais pour les Compagnies de chemins de fer, j'en ai six ».

*
* *

La cocotte vous reçoit au lit, en chemise de satin noir. Boudoir parfumé; veilleuse rose; tapis moelleux. Elle souffre toujours dans les flancs... *Cave canem.*

*
* *

La jeune femme de l'employé à 1.500 francs qui aime les fleurs, les marrons glacés et les bijoux... Le mari assiste à la visite, caché dans le cabinet de toilette. Gare au chantage.

*
* *

La jolie femme repose la vue du praticien et lui fait oublier les monstruosités de la clinique. Est une bienfaitrice.

*
* *

Le client instruit et intelligent — *rara avis* — mérite le titre de sauveur : grâce à lui, les médecins ne finissent pas par le suicide et ne meurent pas de chagrin.

CHAPITRE TROISIÈME

CHAPITRE TROISIÈME

Devoirs du médecin envers ses confrères. — Déontologie professionnelle.

Le professeur Grasset a dit cette phrase, qui devrait être inscrite à la première page de nos vade-mecum ou plutôt gravée au fond de notre cœur : « La médecine et les médecins ne seront honorés et estimés à leur valeur que si les médecins eux-mêmes donnent l'exemple de la considération réciproque et suivent scrupuleusement dans leurs rapports mutuels, les règles de haute convenance que la coutume à défaut de la loi, impose à la conscience de chacun ». Les médecins honorent leur profession en s'honorant eux-mêmes dans leurs rapports journaliers et en ayant entre eux les plus grands égards en paroles et en actions. Ils doivent donner à leurs clients l'exemple de l'indulgence et ne se traiter jamais en rivaux mais en collaborateurs et en vrais confrères.

« Ne prenez point le bien d'autrui ; ne faites pas aux autres ce que vous ne voudriez pas qu'ils vous fissent ». Ces paroles résument éloquemment les règles qui doivent nous guider dans nos relations. Il est certaines vérités élémentaires qu'il est absolument inutile d'enseigner : le seul fait d'avoir à les apprendre aux gens prouve qu'ils seraient incapables de les comprendre. Aussi n'insisterions-nous pas sur la politesse, le savoir vivre, la scrupuleuse honnêteté, l'inaltérable sincérité et l'indiscutable franchise qui doivent régler les rapports et les relations des médecins entre eux, si la confraternité était réelle.

Malheureusement — il faut en faire l'aveu — elle tend à disparaître ; les divisions s'accentuent tous les jours ; l'indifférence augmente et les liens qui devraient exister entre les membres de la grande famille médicale se relâchent et se disjoignent. C'est pourquoi il nous semble qu'il y ait des vérités qu'on ne peut que gagner à répéter. Nous allons essayer de les exprimer, si tant est qu'on puisse codifier des principes de morale qui doivent être éprouvés et intimement sentis plutôt qu'appris et expliqués dans un ouvrage. Comment codifier le devoir ? Obligation morale, il est essentiellement subjectif, variable suivant les individus et les situations, se modifiant par l'éducation, relevant uniquement de la conscience.

Si tous les médecins ne possèdent pas la même valeur scientifique, ils sont tous égaux sur un point : leur haute valeur morale. Respectons toujours nos confrères, surtout et plus encore ceux qui sont plus âgés que nous. Que le jeune docteur estime dans le vieux praticien la maturité de l'expérience, le coup d'œil exercé, l'étendue et la solidité des connaissances, le tact pratique; qu'il cherche à mériter sa confiance et son amitié ; qu'il sollicite ses conseils dans les cas difficiles et profite de son commerce. Que ce respect et cette déférence soient toutefois désintéressés et n'aient pas pour soutien l'espoir de se voir recommander un jour par les aînés. Vous feriez ainsi un calcul absolument faux et vous vous berceriez d'illusions.

Il y a un éternel conflit entre les vieux et les jeunes, entre ceux qui, arrivés au sommet de l'échelle, trouvent que tout est pour le mieux dans le meilleur des mondes et ceux qui, au contraire, ayant leur avenir à assurer, se disent que le médecin ne doit négliger aucun élément de succès et que, à côté du savoir, le savoir-faire et surtout le faire-savoir ne sont pas des quantités négligeables. Et puis — il faut bien l'avouer à notre honte — certains débutants, avides de réclame, impatients de faire parler d'eux demandent le succès à des intrigues subtilement ourdies chez leurs amis, derrière lesquels ils s'abritent et qui se chargent de les prôner, de les vanter outre mesure, en dépréciant leurs aînés dont la renommée les importune. Il est hélas ! des médecins forbans qui préfèrent au savoir qui guérit, le savoir-faire qui se pose, se drape, se fait un piédestal de tout. Ils ont l'air de croire qu'on ne pouvait bien soigner un malade, avant leur réception au doctorat. Ils s'introduisent chez le client pour capturer sa confiance et exclure leur confrère en improuvant ce qu'il a fait, en proposant des moyens analogues qui, pour être différents, ne sont point opposés. Ils profitent, en un mot, de cette opposition apparente pour faire croire au patient et à son entourage qu'ils ont été victimes de l'ignorance et de l'impéritie. Ceux-là se bornent donc à une opposition systématique et constante avec leurs confrères dans tous les cas qui leur sont offerts par l'exercice de leur profession. Ils provoquent la colère de leurs collègues par de mauvais procédés, afin de se faire de cette colère même un moyen de célébrité, de se rendre intéressants et d'occuper le public de leur personne. Ils abusent, aux yeux de ce public incapable d'apprécier les doctrines, les méthodes, les procédés, ils abusent d'apparences malheureuses pour faire croire à une opposition radicale entre des moyens de traitement qui peuvent conduire au même but par des voies diverses et souvent parallèles. Ils spéculent ainsi sur le scandale, mentent effrontément à leur propre conscience; mais ils se mettent en évidence, et si la nature les a doués de quelques qualités de l'esprit, le succès les absout et la vogue les entoure de son prestige. La tyrannie de la mode les impose à la vanité ; il est désormais défendu de mourir sans les avoir appelés. Ils sont débordés par leur réputation même, et, dans l'impuissance où ils se trouvent d'y suffire par une valeur intrinsèque et par une infaillibilité d'autant plus illusoire qu'ils n'en peuvent plus renouveler les sources par une sérieuse étude, ils se laissent guinder sur ce piédestal qui fait illusion sur leur stature. Ils se résignent à ce culte ridicule qui les a transformés en oracles-diagnostiqueurs et qui rappelle cette vénération dont les peuples enfants entourent les fétiches, cette terreur respectueuse qui environne chez les sauvages le grand jongleur. C'est ainsi que la vogue crée au monde ses tyrans.

Ces règles de déontologie ne sont pas faites pour ces cabotins de la médecine, indignes de porter le nom de confrères, car ils bénéficient de nos bons procédés et y répondent par le dénigrement et les plus mauvais tours. Essayons plusieurs fois de leur faire observer avec tous les ménagements désirables l'incorrection de leur conduite ; répondons d'abord à leur bassesse par une correction parfaite, mais s'ils continuent à n'admettre d'autres règles que leur égoïsme et leur caprice ne soyons pas dupes, résistons à ces drôles, chassons ces brebis galeuses du troupeau. Démontrons la fausseté de leurs calomnies, découvrons leurs pièges, éventons leurs conspirations, tenons-les à distance, mais gardons nous d'user de représailles et d'employer leurs moyens malhonnêtes. Le temps finira toujours par démasquer l'intrigant et donner raison au médecin loyal.

Heureusement ces indignes, ces parias de la famille médicale sont rares et la plupart des jeunes gens ne recourent pas à l'intrigue pour s'avancer dans le monde et usurper par de vils moyens la confiance de la clientèle. S'ils évitent de décrier leurs aînés, s'ils sont polis, corrects et respectueux avec les vieux praticiens, ceux-ci doivent honorer dans leurs jeunes confrères la fraîcheur et la pureté du coup d'œil, les idées nouvelles sur la nature et sur l'art, l'avidité de savoir, l'amour ardent de la vérité, la bonne volonté et le désir de parvenir. Qu'ils les accueillent avec bienveillance et paternellement ; qu'ils leur ouvrent les trésors de leur expérience, leur fassent cordialement remarquer leurs fautes dans l'intimité, les excusent et les couvrent aux yeux du public.

Ayons l'esprit de corps et ne critiquons pas notre semblable ; ne sourions pas en l'entendant dénigrer. Ne triomphons jamais du malheur d'un autre, d'une faute qu'il aura commise ; ne nous joignons pas à ses détracteurs et renfermons-nous dans le silence. Défiez-vous des gens qui vous assiègent de protestations flatteuses et qui vous disent du mal de vos confrères ; vous passerez par leur langue à votre tour et ce sera souvent votre unique salaire. Ne déprécions jamais en public nos confrères ; respectons dans les autres le titre que nous portons et ne nous exposons pas à voir retomber sur notre tête les foudres que nous aurions follement lancées sur le chef des autres. Songeons que nos paroles malveillantes jettent un discrédit fâcheux non seulement sur les médecins, mais sur la médecine elle-même. Les clients, comme nous d'ailleurs, ont tout à gagner à la concorde.

Ne soyez pas envieux et jaloux du succès de votre voisin. Je ne vous demande pas d'être joyeux de son bonheur, car je sais que s'associer à la douleur par la compassion est le fait de l'homme, mais s'associer à la joie d'autrui est le fait d'un ange. Et pourtant le succès d'un confrère ne diminue pas notre valeur. Tant mieux si le public nous accorde le même crédit. La concurrence est permise; la lice est ouverte et chacun de nous peut y combattre au grand jour à la condition de n'employer que des armes loyales.

Celui de nous qui voit un client lui échapper ne doit pas en accuser systématiquement le confrère choisi à sa place et voir partout des machinations. Vous n'êtes victimes le plus souvent que de l'inconstance du public et de l'ingérance de quelques prôneurs agissant de leur propre mouvement. Ayez le bon goût, une fois le premier mouvement passé, d'en prendre votre parti avec philosophie. Le flot qui vous enlève un client vous en apportera un autre et le dommage sera bien petit. Le malade n'est lié à nous que par la confiance ; vienne cette dernière à disparaître, le client fait de même et demande avis autre part, là où il a de nouveau confiance. Aucun contrat ne lie le client et son médecin. Le public est libre, sa confiance est indépendante de toute réglementation et toujours révocable, et du moment où il met pour nous remercier quelque correction et quelque politesse, nous n'avons rien à dire. On ne comprend pas l'obstination de quelques-uns à se cramponner à un patient qui ne les veut plus.

Terminons ce chapitre en schématisant les règles qui doivent régir les rapports entre confrères ; résumons en quelques axiomes le code déontologique.

I.

MÉDECINS TRAITANTS.

Nul ne doit entrer comme docteur dans une maison, sans s'être assuré qu'il n'y a pas déjà de médecin traitant, excepté dans trois circonstances :

1° *En cas d'urgence absolue.*

Un médecin doit se rendre à l'appel de n'importe quel malade, s'il acquiert la conviction qu'un secours prompt est nécessaire et que le médecin habituel du patient ne peut se transporter en temps utile auprès de lui. Refuser son concours, ce serait un crime de lèse-humanité ; mais le médecin doit se borner à la visite pour l'accident qui l'a fait mander, ne délivrer de prescription que pour ce cas particulier. S'il revoit le malade ensuite, ce ne peut être qu'avec le médecin ordinaire qui l'en a fait prier par convenance.

2° *En cas de maladie ou d'absence du médecin ordinaire.*

Pendant une maladie ou l'absence d'un confrère, on peut le remplacer momentanément auprès de ses clients, mais aussitôt sa guérison ou son retour, on doit se retirer. Si vous êtes sollicités par la famille du malade de remplacer définitivement votre confrère, n'acceptez pas et faites tous vos efforts pour la détourner de son intention.

3° *En cas de volonté formelle du malade de changer de médecin.*

Si toutes vos observations ont été inutiles et la rupture inévitable ; si le confrère évincé a été prévenu et désintéressé ; s'il s'agit enfin d'une autre maladie non encore traitée, vous pouvez vous rendre à l'appel du malade, sans être passible d'aucun reproche puisque vous n'avez employé aucune manœuvre déloyale pour provoquer ce changement.

Dans ces trois cas, on doit prescrire suivant sa conscience, s'abstenir de toute critique, ouverte ou détournée, de la conduite du médecin que l'on remplace ou à qui l'on succède.

*
* *

Nul n'établira un cabinet supplémentaire dans une localité habitée par un confrère.

*
* *

Nul ne fera à jour fixe des tournées périodiques dans les diverses communes de son rayon, réalisant ainsi une sorte d'exercice ambulant au grand détriment des intérêts et de la dignité professionnels.

*
* *

Nul ne doit voir en cachette le malade soigné par un confrère. Visiter un malade pendant qu'il suit le traitement prescrit par un collègue constitue pour lui une injure grave. Un ouvrier qui se respecte refuse d'entrer dans l'ouvrage d'un autre artisan et vous, médecin, vous n'auriez pas les mêmes scrupules, la même délicatesse! Quand vous entrez dans une maison que ce soit par la porte grande ouverte, en plein jour: votre dignité l'exige.

*
* *

Si l'on vient vous demander pour un malade déjà visité par un autre, remerciez sa famille de la confiance qu'elle veut bien vous accorder, mais annoncez que les règles établies entre docteurs qui se respectent ne vous permettent pas de venir sans être assisté de celui qui donne actuellement ses soins.

II.

MÉDECINS CONSULTANTS.

1° *Choix d'un consultant.*

Toute proposition de consultation entre confrères honorables doit être acceptée, que cette proposition vienne du médecin traitant, du malade ou de sa famille.

Si on vous offre un homœopathe — ce qui est rare, car leur temps est passé — dites à vos clients que vos doctrines n'ayant rien de commun, le traitement étant différent, vous ne pouvez vous entendre avec lui, puisque vous ne parlez pas la même langue. Retirez-vous si l'on persiste dans la résolution de faire appeler le disciple dilué d'Hannemann.

Si l'on vous impose un jeune confrère qui jouit du prestige et de l'auréole immaculée de sa nouveauté et à qui vous n'auriez jamais songé à demander le moindre avis, acceptez-le avec bonne grâce. Le choix d'un consultant pour le vulgaire repose souvent sur les motifs les plus hétéroclites. Ce sont des relations de famille ou d'amitié, les racontars du verbeux monsieur X, ou de la pâmée madame Z, qui, dans un cas analogue, a vu ce docteur opérer des merveilles.

Le choix d'un consultant étant fait, c'est le médecin traitant qui doit le prévenir verbalement, par lettre ou par télégramme. Le jour et l'heure de la consultation doivent être au choix du médecin appelé extraordinairement.

2° *Pendant la consultation.*

La consultation doit se faire avec dignité. Réunir plusieurs médecins autour d'un malade gravement atteint est un acte auquel on attache une importance réelle et méritée.

Si le consultant arrive le premier au rendez-vous, il doit attendre l'arrivée de son confrère avant d'interroger et d'examiner le patient, car le médecin traitant exposera, avant tout, à son collègue l'historique de la maladie.

Si le médecin traitant est empêché de se rendre à la consultation, le consultant se retire sans examiner le malade, à moins que ce ne soit à la campagne. Dans ce cas, son diagnostic établi, il écrit son appréciation au médecin traitant.

Le médecin consultant a le beau rôle ;

qu'il ne l'oublie point et n'abuse pas de sa situation privilégiée. Qu'il ménage son confrère et s'abstienne, pendant l'examen du malade, de toute réflexion pouvant lui être préjudiciable.

L'examen clinique terminé, les médecins se retirent dans une chambre voisine. Là, ils n'oublieront pas que des indiscrets peuvent écouter aux portes et que leur conférence doit être secrète. Celle-ci achevée, le médecin ordinaire prend la plume, rédige l'ordonnance, la signe et la fait signer par le consultant. Celui-ci n'apporte de changement dans le traitement, tant dans le fond que dans la forme, que dans le cas de vraie nécessité.

Les deux médecins reviennent au lit du malade ou dans le salon où la famille est réunie et le consultant prend la parole. S'il y a eu divergence d'opinions, il présente les prescriptions nouvelles comme le corollaire des prescriptions précédentes. Si cependant il y a une divergence d'opinion profonde et persistante et que le médecin traitant en exprime formellement le désir, le consultant doit révéler à la famille la divergence d'opinion et demander l'appel d'un nouveau consultant.

Le traitement convenu et arrêté en commun est appliqué par le médecin habituel. C'est à lui qu'appartient l'exécution des pansements et des opérations décidées, à moins qu'il ne charge de ce soin son confrère.

Toutes les fois qu'on a fait appeler un consultant, on est en quelque sorte responsable de ses honoraires, qu'on s'efforcera de lui faire tenir avec promptitude. Pour les consultations entre médecins, l'usage a prévalu de les faire régler instantanément par les familles. C'est le médecin traitant qui, après en avoir conféré avec son confrère auquel il fait connaître la position du client, demeure chargé de ce soin. S'il s'agit d'un chirurgien, il a l'obligation de faire honorer tous ses aides, sans oublier le confrère qui l'a fait appeler ou qui lui a amené le malade.

3° *Après la consultation.*

Le consultant ne doit retourner voir le malade que s'il est appelé de nouveau et autorisé par le médecin traitant.

Il doit résister à toutes les avances dont on l'accable quelquefois pour visiter le malade en l'absence du médecin ordinaire.

Il doit ne jamais proposer lui-même une

autre réunion et se faire prier si une nouvelle consultation est peu utile.

Dans tous les cas, il ne peut jamais accepter la succession de son confrère dans le cours de la même maladie aiguë ou chronique.

III.

CONSULTATIONS DANS LE CABINET

Nous ne pouvons refuser de donner un conseil au client d'un confrère qui vient nous consulter dans notre cabinet, terrain neutre, ouvert à tous, où nous pouvons recevoir quiconque se présente. Il n'y a pas de dissidence sur ce point, mais il est bon de faire comprendre au malade l'inconvénient de consulter plusieurs médecins, en dehors les uns des autres et on ne doit rien faire pour le détourner de son docteur habituel. Approuvant les ordonnances et le traitement institué par le confrère, on engage le malade à retourner auprès de lui et on cherche à dissiper ses préventions souvent injustifiables. S'il insiste on l'examine pour ne pas lui donner l'idée d'aller ailleurs, mais on l'avertit qu'il doit remettre l'ordonnance à son médecin habituel et n'en rien exécuter sans son assentiment.

Si le client manifeste à son docteur le désir d'aller consulter un autre médecin, le traitant lui remet une lettre détaillée ou quelques mots d'introduction sur sa carte, suivant l'importance et la nature du cas.

Quant aux consultations que les malades vont demander à Paris, sans avoir prévenu leur médecin, je les considère comme une mauvaise action et une bêtise.

. . . .

Quand vous aurez exactement suivi les règles de déontologie professionnelle énoncées plus haut, vous aurez agi loyalement, honnêtement et vous aurez acquis l'estime de vous même et celle de vos confrères. Mais n'ayez aucune illusion : vous ne deviendrez jamais leur ami intime. L'on ne reste tout à fait bien avec ses confrères que lorsqu'on est médecin médiocre. Ceux-ci vous aiment d'autant moins que vous réussissez davantage. Tout le monde laisse monter la médiocrité parce qu'elle ne porte ombrage à personne ; devant elle s'efface même l'envie qui barre la route au vrai talent.

Mais si vous avez auprès de la clientèle un succès marqué, si le public vous donne la préférence, vous serez toujours peu aimé de quelques envieux. Si vous ne trouvez toutefois auprès de ceux qui vous ont précédé dans la carrière, quelque bienveillance et quelque appui, vous aurez du moins conquis leur estime et leur respect et vous ne vous serez pas dépouillés de ce que l'âme humaine a de plus précieux : sa dignité, sa liberté, son droit imprescriptible de préférer à tout, le vrai et le bien.

De plus, toute considération morale mise à part, si nous n'envisageons que notre propre intérêt, la mise en pratique de ces principes réduirait à sa moindre expression la haine funeste, *invidia medicorum pessima*. Si les médecins observaient strictement ces règles de déontologie, nul doute que bien des malentendus disparaissent, que l'affection basée sur l'estime ne remplace bientôt la haine édifiée le plus souvent sur des suppositions ou des racontars. Le public prend plaisir à nous pousser à la haine, en réchauffant nos mauvais instincts. Le client, par ses narrations ineptes, par ses rapports inexacts et volontairement menteurs, brouille les cartes et se gaudit de la haine que sa fourberie engendre et attise. Les représailles ne tardent pas en effet à suivre l'attaque, et de malentendu en malentendu on arrive au résultat cherché par ce bon public : diviser pour mieux régner, ce qui équivaut chez lui à moins payer.

CHAPITRE QUATRIÈME

CHAPITRE QUATRIÈME

Conseils aux jeunes praticiens

I. — Moyens de réussir.

En débutant dans la carrière, les jeunes docteurs pleins de zèle ont tous un désir unanime : ils veulent réussir. Nous avons exposé au chapitre premier les qualités que doit avoir le médecin qui désire atteindre ce but ; passons en revue les autres moyens qui aideront le praticien à acquérir une bonne renommée et à se faire une belle situation.

Tout d'abord, il faut vouloir, avoir la volonté d'arriver à un but choisi et qui ne changera pas. Toute la supériorité des hommes qui font les grandes choses réside dans leur puissante volonté. Aucune vertu n'est plus nécessaire en ce monde où le travail est labeur, où nul n'agit, nul ne produit sans douleur et sans effort, où rien ne s'achève sans quelque angoisse. Les hommes qui ont de la volonté lui doivent leur réussite et, grâce à cette qualité maîtresse, ils laissent dans l'ombre des rivaux mieux doués pour briller. Dans tous les genres, les buts bien définis sont le secret des succès durables.

Celui qui s'étant donné un but se jure d'y arriver a toute chance de voir son rêve se réaliser, s'il travaille avec régularité, persévérance, ténacité, acharnement. Le premier point pour réussir est donc de travailler. Toute force humaine naît et grandit par le travail, ce balancier qui nous permet de marcher droit dans la vie. L'homme est né pour agir : plus il agit, plus il remplit son but. Bien employer le temps, a dit Montaigne, c'est savoir vivre ; être désœuvré, c'est végéter : le premier est de l'homme, le second est de l'animal.

Il ne suffit pas de travailler, il faut encore diriger son labeur vers le point à atteindre, ne pas éparpiller ses efforts et savoir coordonner les résultats acquis. Il n'est certes pas interdit au médecin de s'occuper de littérature, de musique, de science et d'art. L'art et la science ne sont pas incompatibles, leur association est au contraire nécessaire dans la pratique médicale ; mais si vous ne vous adonnez pas à votre profession de tout votre cœur, si vous ne donnez à votre œuvre que la moitié de votre intelligence et de votre attention, elle vous coûtera deux fois plus de travail et de temps.

*
* *

Il faut être patient et sage. Pendant les premières années de la vie médicale, pendant ce stage professionnel qui paraît si long à l'impatiente ambition du jeune praticien, il doit, s'il veut arriver à une situation sérieuse et stable, gagner lentement la confiance publique, conquérir jour à jour une notoriété de bon aloi. Il n'y a de complot et de durable que les victoires disputées et ce sont les réputations lentement conquises qui ont les bases les plus profondes et les plus solides.

Que le jeune docteur supporte stoïquement, durant les premières années, son isolement; qu'il ne demande qu'à son mérite et à son travail le succès que tant d'autres attendent de la faveur et des recommandations. Les services acceptés, à moins de basse ingratitude, enchaînent l'indépendance. Ne vous laissez jamais lancer par une coterie. Ne tolérez jamais que vos femmes assaillent de leurs visites obséquieuses vos clients actuels ou futurs. Pas d'intrigues, pas de mendicité. Rien n'affirme aussi bien la considération du médecin devant le public que sa dignité farouche; rien n'établit d'une façon aussi sûre la rémunération de ses peines et de ses travaux qu'un mérite scientifique sérieux. Faites de vous des hommes utiles et vous ne risquerez pas de rester inutilisés.

Ne soyez pas envieux ni faciles à décourager. Un médecin qui vous est inférieur arrive-t-il à se créer une situation superbe tandis que vos propres affaires marchent avec calme, ne vous démoralisez pas pour cela. Certes, le nombre des imbéciles est immense, mais chaque pays compte assez de clients intelligents pour faire la fortune des médecins honnêtes. Ne croyez pas à la chance. Elle s'appelle tantôt le travail et le courage, tantôt la persévérance et le talent. La chance est un pseudonyme de succès inventé par les envieux pour déprécier le mérite de leurs confrères. Le succès de votre voisin n'est pas toujours dû à l'intrigue ; il peut vous être supérieur et valoir mieux que vous. De tous les griefs que nous ayons contre le monde, le moins légitime mais le plus grave assurément, le seul impardonnable et toujours inavoué, c'est que nous y tenons beaucoup moins de place que nous le voudrions.

Le médecin occupe dans le corps social une situation telle qu'il ne peut pas se désintéresser de la chose publique, mais il ne doit jamais faire de politique et prendre part aux misérables querelles des partis. Son instruction le place en vedette ; qu'il l'emploie au service de son pays et de ses concitoyens en vulgarisant les idées claires et exactes d'hygiène privée ou publique, en redressant les erreurs, combattant les préjugés, dévoilant le charlatanisme. Qu'il ne se mêle pas surtout à la lutte des partis, quelles que soient la nuance et la couleur de leur drapeau.

*
* *

Gardez le culte de l'honneur. Dans son caractère indéfini, il est supérieur à la loi et à la morale ; on ne le raisonne pas, on le sent : c'est une religion. Le médecin doit avoir une honnêteté scrupuleuse qui lui fait peser chacun des actes de sa vie. Exerçant la plus noble des professions, il a la conscience plus délicate que les gens du monde ; il relève d'une loi morale plus haute que la morale ordinaire.

Malgré votre courage et votre bonne volonté, on vous fera des vilenies. N'oubliez jamais que les autres compteront sur vous et que vous ne devez pas compter sur eux. Pardonnez d'avance à tout le monde, ne méprisez pas les hommes, ne les haïssez pas davantage ; plaignez-les. La science, amie fidèle, vous consolera dans les mauvais jours. Plus vous nourrirez la flamme sacrée de l'ardeur professionnelle, plus vous serez soutenus et élevés contre les calomnies, les convoitises, les désillusions et plus vous professerez le mépris des injures. Se venger d'une injure, c'est se placer au niveau de celui qui vous l'a faite ; la mépriser, c'est se mettre au-dessus de lui. Vous saurez quelle force il y a dans le dédain : mépriser les potins, mépriser les cancans et suivre le droit chemin qu'on s'est tracé, sans même prêter l'oreille pas plus aux aboiements des chiens qu'aux sifflements des merles, c'est à la fois ce qu'il y a de plus raisonnable et de plus digne.

Que vous importe l'estime de ceux que vous n'estimez pas? D'ailleurs, nos adversaires sont souvent nos meilleurs auxiliaires. On a des ennemis parce qu'il faut en avoir ; on ne peut pas vivre sans cela. Loin de nous barrer la route, ils nous la font souvent très rapide. Laissez dire les sots, laissez faire les intrigants, allez droit devant vous, la tête haute et préférez à tout la liberté, l'indépendance et l'estime de vous-même. Au bon témoignage de votre conscience se joindra forcément l'estime des autres et la confiance suivra.

***

Ne vous fixez jamais dans votre ville natale. Nul n'est prophète dans son pays : les braves gens qui nous ont vus naître nous voient toujours avec des lisières. A ceux-là jamais le fils « un tel » n'aura à faire montre de ses talents. Jamais il ne pénétrera dans leur confiance et si d'aventure la réussite, les honneurs médicaux le viennent trouver, il ignore avec quelle stupéfaction, mêlée d'un peu de dédain, ils le féliciteront. S'ils ne sont pas des détracteurs, a dit Juhel-Rénoy, ils ne seront jamais des admirateurs et si vous les en accusez, ils répondront que la confiance ne se donne pas. Si vous les poussez un peu, ils ajouteront que malgré leur bonne volonté, ils ne peuvent arriver à s'imaginer que le « petit chose » qu'ils ont vu au temps jadis barbouillé de confitures ou gravement occupé à jouer à colin-maillard ; que le jeune étudiant, amateur de propos gais, quelquefois lestes, est devenu l'homme grave, sérieux, impeccable qu'ils rêvent d'avoir pour médecin ; qu'en un mot ils ne peuvent pas confier eux, les gens assis et considérés, leurs santés, leurs secrets au bambin, au collégien, à l'étudiant qu'ils ne cessent de revoir en leurs souvenirs. Il n'est donc pas de plus mauvais parrains que les compatriotes et les condisciples anciens. Nos camarades d'enfance sont plus disposés que les indifférents à nous porter envie. Il faut pénétrer dans les ténèbres les plus intimes de l'âme humaine pour y découvrir la genèse inavouable de l'envie. Les médiocres que leurs talents ont trahis, les malchanceux dont les vices ont fait dévier la fortune, les cœurs inquiets qui souffrent du bonheur d'autrui se vengent de leur misère et de leur impuissance en dénigrant la propreté comme une insolence et le succès comme un scandale.

Ne vous installez donc pas dans votre pays natal; ne vous en éloignez pas trop non plus. Cherchez avec soin la ville où vous allez élire domicile, dans un rayon assez rapproché du lieu où votre famille est honorablement connue et, le choix fait, tenez-vous y fermement, aimez-la, identifiez-vous avec elle. Choisissez-y un quartier riche plutôt que pauvre : on gagne toujours à être en bonne compagnie. Quelques bourgeois cossus et timorés vous prendront dès le début comme médecins parce que vous êtes leurs voisins et par conséquent plus prêts à répondre à leur appel, en cas de maladie nocturne. Etant éloignés des quartiers populeux, vous serez moins harcelés par la clientèle indigente, la plus exigeante et la plus difficile à satisfaire.

Meublez votre maison avec goût et simplicité. Nul ne vous reprochera de ne pas habiter un hôtel aux lambris dorés ou de ne pas posséder des tentures ou des tableaux de maîtres, mais on critiquerait avec raison le clinquant et les ornementations criardes de votre cabinet ou de votre salon.

Une fois fixés définitivement dans une ville, faites une visite d'installation à tous vos confrères ; offrez-leur un exemplaire de votre thèse en leur exprimant l'assurance de vos bons sentiments. Vous remplirez ainsi le premier de vos devoirs et jetterez le premier jalon de la bonne confraternité.

II

Rapports du médecin avec ses malades.

Nous avons traité au chapitre premier les devoirs du médecin envers ses clients; ajoutons quelques mots sur ses rapports avec ses malades.

Il faut tout d'abord avoir la pitié de ceux qui souffrent et les respecter. C'est la moitié de notre devoir : être savant c'est quelque chose, être bon c'est encore mieux. En cotoyant journellement la douleur, on finit par ne plus entendre les plaintes ; l'habitude émousse les sensations pénibles et notre cœur s'endurcit. Sachons néanmoins plaindre la pauvre humanité ; souvenons nous toujours que la souffrance est le lot habituel de l'homme : si une lumière brille au bout de la route obscure où se traîne ce voyageur d'un jour, la trace de chacun de ses pas n'en est pas moins marquée d'une goutte de sang.

Songeons au moral de nos malades et n'oublions pas que le succès de nos soins dépend en grande partie de la confiance que nous aurons su leur inspirer. Soyons sobres de promesses, mais prodigues d'encouragements. Gardons pour nous nos hésitations et nos craintes et montrons-nous à nos malades avec la fermeté qui soutient, la sympathie qui console. En un mot, ne nous contentons pas d'être thérapeutes, soyons médecins.

Notre devoir est de prolonger la vie autant qu'il est en notre pouvoir de le faire, quelles que soient les souffrances que le malade endure, alors même qu'il n'y a plus de place pour la plus lointaine espérance. Nous ne devons jamais quitter un malade tant qu'il respire. C'est une lâcheté insigne que d'abandonner un homme que l'on sait devoir succomber ou de lui faire sentir qu'il est condamné à mourir bientôt. L'abandon d'un patient est odieux : le médecin doit soutenir jusqu'à la fin son rôle d'abnégation et de dévouement consolateur. Bon et compatissant, il s'efforce de remonter les courages défaillants, de dire des paroles d'espoir auxquelles il ne croit pas. Il a le droit de mentir autant de fois par jour qu'il rencontre de cas incurables. Il ne doit jamais assombrir le pronostic devant le malade. Quand celui qui souffre conserve encore une étincelle d'espoir, n'éteignons pas cette lueur chétive qui épargne au moins l'horreur des ténèbres; n'interrompons pas cette chanson d'espérance qui berce l'humanité jusqu'au dernier soupir, ce serait de l'impiété. La plus belle parole de l'évangile est un mot de pitié pour les souffrances. Consoler un patient, c'est le soulager quand on ne peut le guérir.

Le médecin, en présence d'un cas grave, cache la situation périlleuse au malade mais prévient la famille du danger qui menace le patient confié à ses soins. Les clients nous pardonnent quelquefois la mort de leur parent ou de leur enfant; ils ne nous pardonnent jamais de les avoir laissés dans une sécurité trompeuse. En cela, ils font preuve d'intelligence et de jugement. Le médecin peut voiler sa pensée, mais il ne doit jamais la cacher complètement. Il est pour lui des moyens adroits d'exprimer ses craintes sans brutalité comme sans faiblesse. C'est à lui de trouver les termes les plus doux et les plus affectueux et il doit laisser aux ignorants cette phrase banale prononcée après la catastrophe : « J'ai voulu ménager votre sensibilité ». Ces prétendus ménagements seraient bien cruels s'ils ne servaient le plus souvent d'excuse à l'erreur. Le client ne juge le médecin que sur la valeur de son pronostic. Le public sait que nos ressources médicales sont bien restreintes, que nombre d'affections déjouent nos efforts ; il ne nous garde pas rancune de ne pouvoir tout guérir, mais nul ne veut comprendre que nous ne sachions pas toujours comment se terminera une maladie.

*

Soyez nuit et jour prompts à répondre à l'appel justifié de vos clients et suivez leurs maladies avec exactitude. Ne vous absentez pas souvent ; la clientèle est comme une maîtresse : elle ne consent ni à être quittée ni à être négligée.

Faites à vos malades les visites nécessaires, mais n'en rendez jamais d'inutiles. Votre crédit et votre honorabilité y gagneront.

Ne faites jamais d'opérations qui ne soient pas indispensables et sans avoir fait un diagnostic précis. A cette heure où l'étude du diagnostic est si délaissée et tend à être remplacée par l'opération à outrance, il est bon de réagir contre de tels errements et de revenir aux vieilles traditions de la clinique.

Ne faites pas de visites trop longues et ne vous livrez pas à des dissertations hors du sujet qui intéresse votre malade, attendant son soulagement avec une juste impatience. Soyez prudents dans vos paroles, pas trop tranchants dans vos affirmations. En médecine, il n'y a que les vues de l'esprit qui poussent à l'absolu; l'observation attentive et prolongée des faits nous ramène toujours à des conclusions moins rigoureuses.

Soyez politiques et lorsque vous voulez combattre et détruire un préjugé enraciné dans l'intelligence bornée de votre client, ne le heurtez pas de front avec trop de brusquerie. Ce qu'il faut, c'est éclairer cette ignorance trop souvent imprégnée des vieux préjugés dont la poussière traîne dans toutes les mémoires, c'est l'initier aux découvertes modernes et aux nouvelles conceptions, grosses de procédés inédits qui, depuis Pasteur, ont révolutionné de fond en comble l'art de prévenir et de guérir nombre de maladies évitables. Ne soyez donc pas trop primesautiers et redresseurs de torts. S vous avez quelque chose nouvelle à faire admettre à vos contemporains, vous verrez combien il est difficile à une idée neuve, fût elle la plus juste, la plus originale et la plus féconde, de faire son chemin dans notre société engluée de superstition. La franchise a du bon, mais en médecine pratique, toute vérité n'est pas bonne à dire et vous risquerez de perdre vos clients ou tout au moins vous leur déplairez en leur déclarant que leurs maladies sont causées par leurs excès et leur manque d'hygiène. Ne répétez jamais à un alcoolique qu'il est intoxiqué par l'absinthe et les apéritifs; à une vieille cocotte qu'elle a des rides ou des flueurs blanches, à un débauché qu'il est trop vieux pour courir les jupons, vous seriez sûrs de leur être fort désagréables et de baisser dans leur estime et leur sympathie. Ne soyons point frondeurs, respectons toutes les opinions, toutes les croyances. La tolérance et la douceur sont les vertus spéciales de notre profession. Ne soyons point sarcastiques: l'esprit de saillie et de satire sont des qualités dangereuses dans la clientèle.

*
* *

Soyez sérieux pendant l'examen du malade ; faites-le toujours aussi complet que possible. Pour poser un diagnostic exact, il faut tout voir, même les appareils en apparence indemmes et silencieux. Respectez la pudeur toujours et quand même, mais ne permettez jamais qu'un examen soit incomplet quand il est nécessaire. Cet acte si essentiel demande beaucoup de douceur, de tact, de patience et d'attention. C'est par la façon dont il s'en acquitte que le médecin gagne la confiance du malade et de son entourage et prend autorité sur tous. Le client ne peut juger notre science, il n'apprécie que le tact et le dévouement avec lesquels nous lui donnons des soins. C'est par les petits détails qu'il nous apprécie bien plus que par notre savoir dont il ne peut être juge. Ce qui le touche le plus c'est notre prévenance, notre soin à surveiller les moindres détails de son traitement. C'est ainsi qu'il comprend l'intérêt qu'on lui porte et c'est de cet intérêt que dépend le succès du docteur. Avouons que le client n'a pas tout à fait tort : c'est en médecine surtout que la manière de donner vaut mieux que ce que l'on donne.

Le docteur, dont la profession est fertile

en déceptions, voyant l'égoïsme du malade et l'ingratitude de l'homme guéri a le droit d'être sceptique et de ne pas croire que les hommes se souviennent d'un service rendu, mais il ne doit pas être sceptique en médecine. Il croit à sa puissance, a le goût de l'art de guérir, la foi curative qu'il communique à son client, même dans les maladies longues et pouvant devenir incurables. Un médecin sceptique ne peut pas plus exister qu'un prêtre qui ne croirait pas à la religion qu'il enseigne, qu'un soldat qui n'admettrait ni l'idée de patrie, ni l'idée du drapeau. Il répugne à l'esprit, il répugne à la conscience qu'on puisse être un bon médecin lorsqu'on juge inutiles tous les remèdes que l'on conseille et que l'on prescrit. Lors même que l'on contesterait à la science médicale la connaissance intime, profonde, absolue des maladies et la puissance de les attaquer corps à corps et de les détruire, on ne saurait lui refuser le privilège de donner aux malades des soins plus intelligents et mieux appropriés que ceux qui sont uniquement dirigés par des personnes étrangères à l'art. On ne saurait lui refuser le mérite d'agir, sinon directement sur la maladie, au moins sur l'organisme du malade, pour le mettre en état de résister aux ravages auquel il est exposé. Les diverses méthodes qu'emploie le médecin ne sont point vaines et tout médecin compétent reconnaît qu'il n'est point indifférent à la solution heureuse des maladies de savoir affaiblir ou fortifier, stimuler ou calmer à propos, celui qui en est affecté. Il est, en outre, des circonstances critiques dans la vie humaine où certains spécifiques donnés avec discernement conservent l'existence menacée d'une prompte dissolution. Ne fut-on médecin que pour surveiller ces circonstances et les prévenir ou y remédier, on remplirait encore une fonction des plus respectables.

S'il ne doit pas verser dans le scepticisme, le médecin ne doit pas non plus avoir l'aveugle et sotte confiance, irréfléchie et dangereuse qui le jette dans une versatilité thérapeutique dont ses clients supportent tous les dommages. Il ne s'enthousiasmera point pour les médicaments nouveaux, encore mal étudiés, dont l'action est peu connue, que les physiologistes de laboratoires lancent trop facilement dans la circulation et qui sont destinés à disparaître rapidement de la thérapeutique, s'encombrant tous les jours à force de vouloir s'enrichir. Il ne sera pas polypharmaque et se gardera bien d'accumuler pour un même état les médicaments les plus variés, quelquefois même les plus opposés. La manie des drogues a ruiné plus de santé et causé plus de maux irréparables que l'emploi intelligent des ressources pharmaceutiques n'a raffermi d'économies boîteuses ni guéri de graves maladies. Toute médication qui n'est pas utile est nuisible. Un grand nombre de maladies, et, en particulier celles pour lesquelles on nous consulte le plus fréquemment, sont de simples indispositions beaucoup plus tributaires d'un traitement hygiénique que d'un traitement pharmaceutique. Les maladies aiguës guérissent souvent par les seuls efforts de la nature et dans beaucoup de cas, nous nous bornons, par quelques médicaments opportuns, à favoriser leur marche naturelle, à la hâter ou à supprimer les circonstances qui mettent un obstacle à leur guérison. Les maladies chroniques, au contraire, ne sauraient guérir sans l'intervention thérapeutique parce qu'elles n'ont pas une tendance naturelle vers la guérison. Nous devons y mettre tous nos soins sans nous lasser de leur monotonie.

*
* *

Soyez sobres de remèdes : n'en donnez jamais d'inutiles et formulez les vous-mêmes. Prescrivez le moins possible les spécialités dont abusent les malades pour eux-mêmes et pour leurs amis. Toutes les fois que cela est possible, préférez les moyens simples et qui coûtent peu à ceux dont le prix est élevé.

Efforcez-vous de présenter vos médicaments sous une forme agréable. Autant que possible évitez les préparations qui ont un goût repoussant. Le médicament doit être administré sous une forme facile à prendre ; ce n'est pas seulement une question d'agrément, c'est une question d'efficacité. Les préparations à saveur trop forte ou à odeur désagréable produisent sur l'estomac des effets primaires qui peuvent paralyser leur action propre ; sans compter que le vomissement, fréquent en pareil cas, empêche l'absorption ou la réduit dans une mesure impossible à préciser.

Ayez une écriture, si non belle, du moins lisible afin d'éviter les erreurs pharmaceutiques. Que vos ordonnances soient claires, nettes et rédigées en termes tels que tout pharmacien puisse les exécuter. A moins d'indignité notoire d'un pharmacien, il faut n'en exclure ni en recommander aucun. Le client doit rester libre de son choix. En écrivant votre ordonnance, ne parlez à personne et ne souffrez pas qu'on vous parle. Relisez toujours mentalement votre prescription avant de la délivrer; expliquez-la au malade et à son entourage seulement après l'avoir rédigée et en la relisant. Vous aurez ainsi l'occasion d'y faire les corrections qui seraient nécessaires et vous éviterez les erreurs. Ne craignez pas d'entrer dans les détails les plus précis sur la manière d'instituer le traitement: les choses qui nous paraissent les plus simples peuvent embarrasser les personnes peu accoutumées à soigner les malades. S'il s'agit de substances actives, écrivez en toutes lettres et jamais en chiffres la dose prescrite. N'ayez jamais recours au procédé qui consiste à faire diviser une masse médicamenteuse donnée en un nombre déterminé de prises. N'écrivez que la dose unique pour une prise, pilule, cachet, capsule ou suppositoire et prescrivez au pharmacien de multiplier cette dose autant de fois que cela sera nécessaire.

Variez et adaptez vos moyens de traitement aux caractères et aux désirs des malades, mais une fois le traitement institué, devenu nécessaire, tenez la main à ce qu'il soit rigoureusement suivi. Soyez fermes, énergiques ; sachez imposer votre autorité, poussez même jusqu'aux procédés d'intimidation. Le respect, on ne l'obtient qu'en sachant l'imposer. Dépouillé de sa force morale le médecin n'aurait pas l'autorité nécessaire pour faire exécuter ses prescriptions.

*
* *

Soyez toujours prudents dans vos ordonnances. Chez toute personne dont le tempérament vous est inconnu, débutez par des doses faibles dont vous surveillerez attentivement les effets, pour les supprimer en cas d'intolérance ou les augmenter jusqu'à obtention d'un résultat utile.

N'oubliez jamais que votre premier devoir est de ne pas nuire et tout en recherchant les indications, ne perdez jamais de vue les *contre-indications*. Elles sont innombrables et varient avec chaque sujet, avec chaque période de la maladie, selon l'état des forces, la susceptibilité anatomique de certains appareils, les antécédents morbides, l'idiosyncrasie.

Dans les cas urgents et graves, souvenez-vous pourtant que la contre-indication ne doit jamais primer *l'indication* et que la pire des déterminations thérapeutiques est celle qui consiste à ne rien faire. Quand le malade est en danger, l'indication vitale efface toute autre considération ; à faire preuve de hardiesse vous avez tout à gagner, rien à perdre.

Si vous avez affaire à un cas d'un diagnostic difficile ; si un doute, dont les conséquences ne peuvent être calculées, reste dans votre esprit ; si une lourde responsabilité pèse sur vos épaules ; si une maladie se prolonge outre mesure ou prend des proportions inquiétantes ; si enfin vous croyez que la confiance du malade ou de son entourage diminue, demandez une consultation. Libre à la famille de la refuser : elle vous donnera ainsi un témoignage d'estime et vous aurez mis à couvert votre responsabilité. Il vaut mieux provoquer une consultation que de se la faire demander, si non imposer par une famille : cette dernière façon de procéder est toujours l'indice d'une certaine défiance.

Dans les cas graves et difficiles, la consultation est utile : elle rassure le patient, tranquillise la famille et redonne au médecin traitant l'autorité qu'il semblait perdre auprès de son client.

Les *honoraires* ne sont pas à proprement parler un salaire, mais une juste indemnité. Ils doivent donc être proportionnés au service rendu, en tenant compte de la position de celui qui le reçoit et aussi de celui qui le rend. Il y a lieu, en outre, d'apprécier la peine prise, la distance parcourue et le genre de soins donnés. Aucun de ces éléments de jugement n'est à dédaigner dans la fixation du montant d'honoraires qui doit toujours être traitée avec tact et mesure. Il ne faut pas que le médecin puisse être accusé de rapacité, mais il est nécessaire que la rémunération soit toujours convenable. La charité se fait à part.

Nous ne pouvons nous confiner dans des régions d'art d'où les questions d'argent soient bannies. Le médecin ne vit-il pas de sa profession, comme l'avocat ou le notaire. Qu'il y ait quelque chose en plus dans notre art que dans le grossoyage d'un acte, cela est certain. Qui donc contestera au médecin, digne de ce nom, qu'il puisse s'intéresser avec le meilleur de lui même, à un homme, son semblable, terrassé par la maladie ? Qui donc croira que toute la sensibilité du praticien n'est pas violemment remuée par le tableau de misères physiques doublées par l'anxiété morale ? Mais au demeurant, lorsqu'arrive le dénouement, le médecin se retrouve aux prises avec les besoins de la vie matérielle et il songe à ses honoraires. Sans se départir des habitudes d'abnégation qui sont l'honneur du corps médical, il ne saurait être blâmé de rappeler à ses clients retardataires qu'ils ont vis-à-vis de lui des devoirs à remplir.

Envoyez donc vos notes à la fin de chaque année ; ne laissez pas accumuler le nombre des visites et grossir les comptes. L'homme oublie vite ce qu'il a souffert ; il lui est pénible de payer les frais d'une maladie lointaine dont il n'a plus le souvenir. *Exige dum dolet, post curam medicus olet.* La loi ne garantit d'ailleurs nos honoraires que pendant une période de deux ans. Après ce délai, la prescription peut nous être opposée. Il est bon de tenir avec la plus grande exactitude nos livres et répertoires pour les circonstances où il y aurait une justification à produire.

Dans le cas de décès ou de faillite d'un client, il est prudent de remettre sa note avant un trop long délai, car on oublie souvent dans les réglements de compte, de faire figurer la note du médecin qui est précisément une créance privilégiée pour les soins donnés pendant la dernière maladie.

Soyez larges et généreux. Ne réclamez pas d'honoraires quand vous saurez n'en pouvoir exiger sans rigueur. L'emploi des huissiers et la fréquentation de la justice de paix vous seront toujours nuisibles : vous en retirerez bien rarement satisfaction, même quand il s'agira de réclamer des honoraires pour soins donnés à des gens de mauvaise foi dont la situation de fortune les met à même de vous payer. Tout en sachant économiser pour l'avenir, ne soyez pas avares. L'économie faite par amour de l'argent est pitoyable, mais l'épargne faite en vue de l'indépendance est raisonnable et mâle. N'estimez pas l'argent ni plus ni moins qu'il ne vaut : c'est un bon serviteur et un mauvais maître.

Ne croyez pas hâter l'accroissement de

votre clientèle en faisant de la médecine au rabais qui, le plus souvent, sous couvert de philanthropie vise un but détestable, la concurrence, et n'aboutit qu'à la déconsidération. Le public a vite compris qu'on lui en donne pour son argent, tout comme chez l'épicier du coin. Le médecin qui abaisse le prix de ses consultations et de ses visites au-dessous du tarif admis habituellement dans la localité où il exerce manque aux lois de la délicatesse et de l'honneur. Certes il est permis d'avoir des égards, de faire des concessions ; la charité n'est pas interdite, mais elle est discrète, ne s'affiche pas, ne se publie pas.

*
* *

En terminant, un dernier conseil, le plus important. Ménagez toujours votre santé et évitez le surmenage si fréquent chez les médecins. Ne vous imposez pas un travail quotidien supérieur à celui que peuvent fournir l'état de vos forces et votre résistance à la fatigue. Prenez chaque année quinze jours de vacances : Vous avez le droit d'en goûter le charme après une année entière consacrée à l'austérité professionnelle et elles prolongeront votre vie.

*
* *

III

Conclusion.

Après avoir passé en revue la marche à suivre, les moyens à employer, les qualités à posséder pour réussir et devenir un médecin renommé, jetons un coup d'œil d'ensemble sur la profession médicale qui nous procure toujours de l'estime, souvent des satisfactions personnelles, jamais une grande fortune, et suivons l'étudiant depuis le début de ses études jusqu'au moment où, praticien, il possède une bonne clientèle qui lui permet de vivre et d'élever sa famille, sinon de s'enrichir.

Un garçon se révèle dès son jeune âge assidu et laborieux. A la suite d'examens difficiles, il embrasse la carrière médicale. Le voilà dans les hôpitaux, étudiant matinal au chevet des souffreteux, des patients, des moribonds. Il combat sans peur des affections contagieuses, nauséabondes et panse des plaies répugnantes dans une atmosphère chargée de microbes nocifs. Les après-midi le voient sur les gradins de l'école, écoutant la parole des professeurs et prenant des notes. Ou bien, il est penché dans un amphithéâtre de dissection, sur un cadavre aux viscères duquel son scalpel demande leurs secrets. Il brave toutes les lassitudes, tous les dégoûts, afin d'obtenir le grade de docteur et, récompense bien due à tant de peines et à tant de risques où bien d'autres succombent, il l'obtient.

Le voilà médecin : Il se croit quelque droit à une clientèle rémunératrice. Ce mot résume pour lui les satisfactions d'amour-propre, les jouissances pécuniaires, en un mot, le but atteint. Il va seulement apprendre ce que c'est que la lutte pour l'existence : celle-ci va être de tous les instants. Il s'aperçoit bientôt qu'autour de lui toutes les places sont prises. Les notoriétés assises drainent à elles toute l'aristocratie de la clientèle et ne paraissent laisser à ceux qui naissent à la pratique que des miettes insuffisantes à leur appétit même modeste. Tous les emplois sont occupés, le nombre des médecins est suffisant, leurs rangs sont pressés, l'arène est comble. La main la mieux intentionnée ne peut y toucher le moindre objet sans provoquer un concert assourdissant de réclamations élevées par des droits acquis, par des intérêts que l'usage a consacrés.

C'est alors que le débutant est mis en demeure, par la nécessité, de prendre position dans cette lutte acharnée. Un pacte satanique commence à se discuter au fond de son cœur entre le devoir et l'intérêt, entre la dignité et le servilisme. Il comprend bientôt que la situation de la majorité du corps médical devient de plus en plus pénible. Partout, à côté de confrères particulièrement doués et qui savent tirer du jeu une assez brillante épingle, la plupart ont peine à se faire distinguer, vivent mal, végètent et ne sortent pas de la médiocrité.

Il y a actuellement une crise sur bien des choses, et ce qui est indéniable c'est la crise qui commence à sévir sur la médecine. L'avenir du corps médical est sombre ; les points noirs obscurcissent l'horizon ; la profession s'encombre. Dans un discours prononcé à la Société des médecins de la Seine, M. le doyen Brouardel, disait :

« Dans toutes les facultés de France, le nombre de nos futurs confrères a doublé depuis dix ans. Il en est de même en Allemagne, en Angleterre. On a invoqué bien des causes, on a cru en trouver une dans la loi sur le service militaire. Il n'en est rien, les lois n'ont pas changé en Allemagne ni en Angleterre, et pourtant la progression est la même. En France, les candidates au titre de sages-femmes, qui n'ont rien à voir avec le service militaire, sont deux fois plus nombreuses depuis cinq ans.

Pour ma part, je suis convaincu que la publicité donnée aux conquêtes de la science a fait illusion aux familles. Chaque jour dans le journal, elles voient quelles sont les préoccupations qu'inspire la santé des populations civiles et militaires ; elles s'imaginent logiquement que ceux qui sont chargés de résoudre ces grands problèmes reçoivent une compensation proportionnée. Elles pensent que leurs enfants trouveront dans ce grand mouvement honneur et profit. On les étonnerait beaucoup si on leur disait que les efforts que nous faisons pour assainir les maisons, enrayer les épidémies, améliorer les conditions d'assistance, restreignent de plus en plus les champs dans lesquels le médecin faisait une récolte parfois bien maigre. Mais si, par impossible, nous arrivions à stériliser ces champs de culture, que restera-t-il au médecin au moment de la moisson ?

Or, dans dix ans, le nombre des moissonneurs aura doublé. Je ne veux pas prévoir dès aujourd'hui les conséquences au point de vue de la pratique médicale. Il me revient toutefois dans l'oreille l'écho de certain vers latin dans lequel on invoquait la *malasueta fames* comme une circonstance atténuante des mauvaises actions. Ce qui est certain, c'est que, si le nombre des médecins double, le nombre des médecins malheureux aura triplé. »

Or, du jour où il sera obéré par les dettes, le médecin connaîtra l'anxiété et derrière elle, surgira trop souvent, comme une mauvaise conseillère, l'improbité.

D'autres causes, d'après moi, ont favorisé cette pléthore de médecins, dit le docteur Lutaud.

1° La création de nouvelles facultés dans plusieurs villes ;

2° Ce que j'appellerai « l'atavisme médical ». Quand un médecin a plusieurs garçons, il est rare qu'un ou deux, témoins assidus cependant, durant leur enfance, des courses pénibles, des réveils nocturnes et des misères professionnelles de leur père, ne deviennent pas étudiants en médecine. Les fils de médecins aiment les malades comme les fils de marins aiment la mer.

3° De notre temps, la jeunesse est plus ambitieuse qu'au temps jadis ; nombre de docteurs deviennent maires de leur pays, conseillers d'arrondissement ou conseillers généraux de leurs cantons, parfois même, députés, sénateurs, ministres, et on se dit *in petto* que la médecine mène à tout sans songer à ceux qu'elle a conduits à la misère et à la mort ! Enfin, on rêve de hautes destinées, l'estime de ses concitoyens, un peu de bien à faire et on se lance aveuglément dans l'arène sans réfléchir qu'avec les progrès incessants de l'hygiène et de l'antisepsie, qu'avec la découverte et l'application des virus à la neutralisation des maladies, qu'avec la multiplicité des médecins et le nombre toujours croissant des Sociétés de secours mutuels faisant de la philanthropie à nos dépens, la profession de docteur est celle qui exige le plus d'études et de dépenses préliminaires mais qui est la plus maigrement rémunérée.

Voilà pour la partie matérielle ; par un autre côté aussi la pratique de la médecine est douloureuse, c'est par la prévision, non pas pour soi — j'ai vu plus d'un médecin, écrit Littré, reconnaître en sa personne l'annonce d'un mal incurable et longtemps à l'avance se prononcer avec résignation l'arrêt de mort qu'un autre n'aurait connu qu'à toute extrémité — non pas pour soi, dis-je, mais pour de chères existences qu'un mal menaçant vient saisir. Prévoir alors est une torture épargnée à qui conserve longtemps un ignorant espoir. Les semaines, les mois, les années sont bien longs à celui qui ne peut les charmer par aucune illusion.

Malgré tout, la médecine est moralement et intellectuellement une bonne école; sévère et rude, mais fortifiante. Difficile d'accès, d'exercice pénible, de succès problématiques, elle comporte néanmoins des joies profondes que seuls peuvent goûter ceux qui l'aiment: la satisfaction de l'amour-propre, la douceur de la renommée, le contentement du devoir accompli, la certitude d'être utile. Notre profession n'est pas une industrie fondée sur les souffrances humaines, mais une magistrature conservatrice des vérités destinées à sauvegarder la santé, ce bien précieux entre tous. Le médecin, au cœur noble et élevé, plane sans cesse au-dessus des vulgarités quotidiennes. Il joue le rôle le plus élevé qu'il soit donné à un homme de remplir : il guérit ou il console par la science ou par la charité.

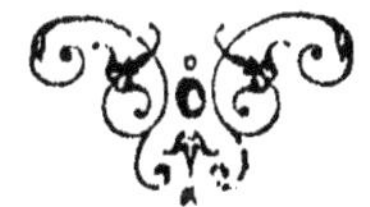

INDEX DES CHAPITRES

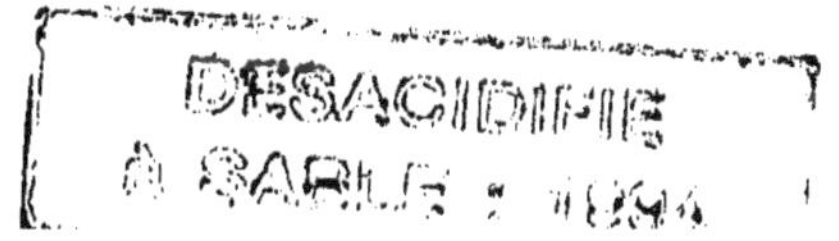

Imprimerie de Limé, par Braine (Aisne)

www.ingramcontent.com/pod-product-compliance
Ingram Content Group UK Ltd.
Pitfield, Milton Keynes, MK11 3LW, UK
UKHW021822190726
13853UKWH00003B/1132

9 782329 594880